PLAIES DU LARYNX

LEUR GRAVITÉ, LEUR TRAITEMENT

PAR

Hippolyte RAOUL

DOCTEUR EN MÉDECINE

PARIS
TYPOGRAPHIE COLLOMBON ET BRULÉ
22, RUE DE L'ABBAYE, 22.

—

1880

PLAIES DU LARYNX

LEUR GRAVITÉ, LEUR TRAITEMENT

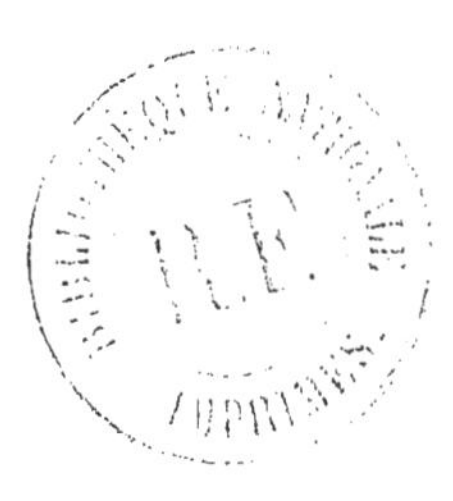

PAR

Hippolyte RAOUL

DOCTEUR EN MÉDECINE

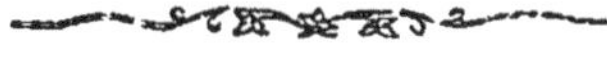

PARIS
TYPOGRAPHIE COLLOMBON ET BRULÉ
22, RUE DE L'ABBAYE, 22

1880

A MON PÈRE, A MA MÈRE

A TOUS MES PARENTS ET AMIS

A M. LE PROFESSEUR AGRÉGÉ DESPRÈS

TÉMOIGNAGE DE PROFONDE RECONNAISSANCE

A TOUS MES MAITRES DANS LES HOPITAUX

A MON PRÉSIDENT DE THÈSE

M. LE PROFESSEUR RICHET

PLAIES DU LARYNX

LEUR GRAVITÉ, LEUR TRAITEMENT

HISTORIQUE

Dans les auteurs anciens, il n'est nulle part fait mention de plaies du larynx. Le père de la médecine, Hippocrate, parle cependant des plaies de la trachée, et indique même très nettement le manuel opératoire de la trachéotomie, lorsqu'il dit : « Que lorsqu'un malade étouffe, il faut faire une ouverture à la trachée et placer un tuyau. »

Mais il est muet sur les plaies du larynx; il devait cependant les connaître, car leur existence doit être presque aussi ancienne que l'apparition du meurtre et du suicide sur la terre.

Après Hippocrate, tous les auteurs parmi lesquels, pour ne citer que les plus célèbres, on trouve Celse, Galien, ne disent rien non plus sur cette question de pathologie chirurgicale.

Il faut arriver à Ambroise Paré pour trouver un auteur qui en fasse mention; on a de ce médecin plusieurs observations qui sont restées célèbres et qui ont été le point de départ de tous les travaux postérieurs.

Depuis, bon nombre d'observations ont été publiées. Celles-ci sont dues à Tulpius, Dionis, Habicot, Van Swieten, Ledran, Belloste, Garengeot, Desport, Ravaton, Lamotte, Hervin, Louis, Lassas, Larrey, Dupuytren, Rust.

Je ne puis clore cette liste, sans signaler à ceux qu'intéresseraient ces questions de pathologie, l'important mémoire du professeur Dieffenbach sur quelques observations des plaies du cou.

Enfin, dans ces derniers temps, en 1869, ont paru successivement, à quelques jours d'intervalle, une très bonne thèse inaugurale, de M. le docteur Planchon, intitulée : *Faits cliniques de laryngotomie*, et l'excellente thèse du concours de M. le docteur Horteloup, où est tracé de main de maître, l'histoire des plaies du larynx, de la trachée et de l'œsophage.

Cet ouvrage, qui est un véritable traité sur la matière, nous a été d'un grand secours pour accomplir la tâche que nous nous sommes imposé.

Nous avons cru devoir conserver à peu près intact le plan adopté par M. Horteloup.

Nous prions ici, M. Horteloup de vouloir bien accepter nos remercîments et nos excuses pour la liberté que nous avons prise de puiser à pleines mains dans son ouvrage.

Nous adressons aussi nos sincères remerciements à MM. les internes en chirurgie de l'hôpital Cochin, et en particulier à M. Rousseau, pour la bienveillance et l'empressement avec lesquels ils se sont mis à notre disposition pour nous fournir les renseignements dont nous avons pu avoir besoin pour faire ce travail.

Division. — M. Horteloup divise les plaies du larynx en plaies chirurgicales et accidentelles; il signale, en passant, sous le nom de ruptures, des blessures faites du dehors en dedans et résultant d'efforts considérables, de cris répétés, d'accès de toux.

Les plaies chirurgicales faites par la main du chirurgien dans un but thérapeutique, ne rentrent pas dans le cadre que nous nous sommes tracé; nous laissons aussi de côté les plaies par rupture qui, étant très rares, présentent à ce point de vue peu d'intérêt.

Les plaies accidentelles qui présentent plus d'mportance à cause de leur plus grande fréquence, feront l'objet de ce travail.

Ces plaies du larynx, de même que toutes les autres plaies, peuvent, suivant la nature de l'agent vulnérant, être divisées en plaies faites par les instruments *piquants*, piqûres par des instruments *tranchants*, coupures, plaies faites par des corps *contondants*, plaies contuses; à côté des plaies contuses, on peut placer les plaies faites par armes à feu.

Les plaies contuses sont rares; c'est à peine si les auteurs en citent quelques observations.

Les plaies par instruments piquants ou piqûres qui sont produites par des épées, fleurets, canifs, poinçons, etc., présentent généralement peu d'étendue, et on ne trouve le plus souvent qu'une petite plaie entourée d'une ecchymose.

Ces plaies guérissent facilement; leur traitement ne réclame aucun soin particulier, à moins qu'elles ne se compliquent de quelques-uns des accidents propres à ces plaies. Nous aurons l'occasion de les retrouver, lorsque nous décrirons leurs symptômes.

De toutes ces variétés de blessures, les plus fréquentes sont sans contredit celles produites par les instruments tranchants, aussi leur consacrerons-nous le plus grand développement.

Les plaies par instruments tranchants, sont longitudinales, transversales ou obliques.

Étiologie. — Les plaies transversales du larynx sont presque toujours faites par ceux qui veulent se détruire; elle peuvent se rencontrer, mais moins fréquemment dans les luttes à main armée.

Les suicides fournissent donc le plus grand nombre d'observations des plaies du larynx.

Sur un total de 4,555 suicides, Brierre de Boismont en a trouvé 121 par section du cou; sur ce nombre, il n'indique pas ceux qu'il faut attribuer à la section du larynx et à celle de la trachée.

Les hommes choisissent ce genre de mort plutôt que les femmes; on sait, du reste, que les femmes n'emploient guère que les moyens qui ne provoquent pas de grandes douleurs et amènent la mort sans défigurer. Elles ont recours le plus souvent à l'asphyxie.

Les vieillards essaient rarement aussi de se couper le cou.

Les fous, les alcooliques dans les accès de *delirium tremens*, les hypocondriaques, les paralyques généraux, les mélancoliques, contribuent, dans une grande proportion, à former la liste des suicides par section du cou.

Les vieux militaires, qui attentent à leurs jours, fournissent à cette liste un certain nombre de cas; mais ce sont plutôt les vieux officiers qui choisissent ce genre de mort. Les simples soldats se tirent de préférence un coup de fusil.

Les instruments employés par les individus qui veulent se couper la gorge sont assez nombreux. Ce sont des couteaux, canifs et surtout des rasoirs. Certains aliénés, des prisonniers, malgré la surveillance active exercée sur eux, parviennent à se suicider, en se fabricant des instruments tranchants avec des objets les plus bizarres et les plus divers, qui se trouvent entre leurs mains tels que cueillères, morceaux de fer, débris de verre et de porcelaine.

Dans les homicides les instruments employés par les assassins, sont des haches, des couteaux de cuisine, des tranchets, des poignards, sabres, etc.

MÉCANISMES ET SIÈGES

Les plaies du larynx diffèrent entre elles suivant leur siège, leur direction et les parties qu'elles intéressent.

Sous le rapport de leur direction nous savons que les plaies du larynx sont longitudinales, transversales et obliques.

Les plaies longitudinales sont presque toujours faites par le chirurgien, lorsqu'il pratique l'opération appelée laryngotomie et résultent rarement d'une cause accidentelle.

Les incisions transversales ou obliques se rencontrent presque toujours dans les suicides et les homicides.

Les plaies obliques appartiennent plus spécialement aux homicides.

Les suicidés, par un mécanisme qu'il est facile de comprendre, se font plutôt des incisions transversales; en effet, la plupart de ceux qui cherchent à se suicider en se coupant le cou, se servent, en général, de la main droite. Le couteau est dirigé de gauche à droite transversalement, mais cependant un peu obliquement de haut en bas.

Le siège de ces plaies présente quelques considérations importantes à noter au point de vue des phénomènes morbides qui les accompagnent, de leurs symptômes et de leur gravité. Selon Sabatier, le siège le plus fréquent des plaies transversales du larynx est la membrane thyro-hyoïdienne.

Tel n'est pas l'avis de Malgaigne qui, dans son anatomie chirurgicale, ne peut admettre que chez les jeunes sujets, chez les femmes ou chez les hommes qui ont le cou court et le larynx élevé l'instrument atteigne aussi haut.

Ce dernier, sur 24 cas, a trouvé six fois seulement, que la lésion avait porté sur la membrane hyo-thyroïdienne.

Les observations de Dieffenbach et celles de Horteloup et de Durham donnent raison à Malgaigne; en prouvant que le plus souvent le couteau des suicidés ou des assassins ne porte que sur cette membrane. Horteloup et Durham ont réuni l'un 53, l'autre 153 observations du conduit laryngo-trachéal dont le siège est indiqué.

Il résulte des observations d'Horteloup que ces plaies sont situées de la manière suivante :

Membrane thyro-hyoïdienne.	12
Cartilage thyroïde.	10
Membrane crico-thyroïdienne.	13
Membrane crico-trachéale.	1
Trachée artère.	22

Dans les 153 cas relevés par Durham, le siège est indiqué de la manière suivante :

Au-dessus de l'os hyoïde.	11
Membrane thyro-hyoïdienne.	45
Cartilage thyroïde.	35
Membrane crico-thyroïdienne et cartilage cricoïde. .	26
Trachée artère.	41

Le résultat des statistiques de ces auteurs les a amenés à conclure que les plaies de la moitié supérieure du conduit laryngo-trachéal sont moins fréquents que celles de la moitié inférieure.

Si l'on veut comparer ces deux statistiques, on peut remarquer que sur les 211 cas relevés par ces auteurs, on trouve 145 plaies du larynx, et 66 seulement de la trachée. Cela tient, d'après Dieffenbach, à ce que la plupart de ceux qui se coupent la gorge atteignent le larynx, et cela, parce qu'en renversant la tête en arrière, la peau et la trachée se trouvent tendues.

On peut donc dire avec raison que les plaies du larynx, sont plus fréquentes que celles de la trachée.

Malgaigne prétend que les jeunes gens se coupent plus souvent la partie supérieure du cou, c'est-à-dire le larynx, que la trachée. Cela tiendrait, selon cet auteur, à la difficulté qu'ont les vieillards de lever la tête.

Les plaies contuses du larynx sont rares; leur mécanisme est le même que celui des plaies contuses des autres parties du corps.

Les plaies par armes à feu sont relativement fréquentes. Elles diffèrent suivant le volume, la direction, la vitesse du projectile et la nature de l'arme.

Une balle arrivée à la fin de sa course, une balle morte, comme on dit, un éclat d'obus, pourront ne produire qu'une plaie contuse ou une fracture du larynx, mais le plus souvent ils ne bornent pas là leur action; ils intéressent tout à la fois le larynx, le pharynx, l'œsophage, les vaisseaux, les nerfs, etc.

Ces plaies sont toujours très graves et très souvent mortelles.

ANATOMIE PATHOLOGIQUE

Le larynx a pour limites l'os hyoïde et le premier anneau de la trachée. Toute blessure comprise entre cet espace, pourra comprendre en procédant de haut en bas la membrane thyroïdienne. le cartilage tyroïde, la membrane thyro-thyroïdienne le cartilage thyroïde. Cet espace que nous appellerons région laryngienne mesure une longueur de 0 m., 06 c., chez l'homme et 0 m., 05 c., chez la femme.

Toute blessure intéressant le larynx entraînera nécessairement la section de toutes les couches de tissu situées au devant de cet organe, savoir : la peau, une couche musculaire superficielle, une couche aponévrotique et une couche musculaire sous-aponévrotique.

Boyer, dans son traité de chirurgie, énumère très bien toutes les parties sectionnées suivant le siège de la blessure.

« Quand la plaie, dit cet auteur, a son siège entre l'os hyoïde et le cartilage thyroïde et qu'elle pénètre jusque dans le pharynx, elle intéresse la peau, les muscles peauciers, les sterno omoplato et thyro-hyoïdiens, la bourse muqueuse à laquelle il a donné son nom, la membrane thyro-hyoïdienne et l'épiglotte soit en totalité, soit en partie. »

Cette plaie est rarement accompagnée d'hémorrhagie sérieuse, ses bords sont fortement écartés. Le blessé offre aux regards une énorme plaie béante, au fond de laquelle et un peu en haut est l'épiglotte mobile, isolée, sans appui. En novembre 1875, j'ai eu l'occasion d'observer, dans le service de M. Despès à l'hôpital Cochin, un blessé qui, dans un accès de délire aigu d'aliénation mentale, s'était fait une énorme plaie de la région du cou en se servant d'un rasoir. La plaie portait sur la membrane thyro-hyoïdienne et présentait les lésions que je viens de signaler.

Le larynx peut-être sectionné dans un ou plusieurs endroits. C'est ce qui eut lieu pour le blessé dont je viens de parler, chez lequel la plaie avait été produite par plusieurs coups de rasoir.

La lésion des téguments et celle du larynx peut présenter differentes directions et une étendue plus ou moins grande.

On a vu, dit Boyer, des blessures de cet organe, dans lesquelles le cartilage thyroïde était coupé en travers, d'autres où la membrane qui unit ce cartilage au cricoïde était divisée transversalement, d'autres où le cartilage thyroïde était coupé en 7 ou 8 pièces dans toutes sortes de directions, d'autres enfin dans lesquelles la membrane thyroïdienne et le cartilage thyroïde dans sa partie moyenne, étaient divisés en travers, en sorte qu'une portion de ce cartilage, presque entièrement séparée du reste, ballotait en suivant les mouvements que l'air lui imprimait.

Les plaies du larynx peuvent présenter des dimensions très différentes, la plaie des téguments peut être très grande sans que pour cela l'instrument ait pénétré profondément, tandis qu'avec une petite plaie des téguments peuvent exister des délabrements considérables des organes profonds.

Ce poin de l'étude des plaies du larynx est très important à faire ressortir, puisque de cette distinction dépend le pronostic et le traitement de ces plaies.

M. Horteloup, le démontre très bien lorsqu'il dit : « L'étendue que présente la lésion des parties molles, le rapport qui existe entre elle et l'ouverture ont sur la marche des phénomènes ultérieurs une influence énorme. »

Ces caractères extérieurs des plaies ont conduit M. Horteloup à diviser ces plaies en deux grandes classes :

1° Plaies s'accompagnant d'assez vastes délabrements pour laisser voir le fond, ou permettant, du moins, un écoulement facile à l'air, au sang, au pus ;

2° Plaies ne s'accompagnant pas d'assez vastes délabrements pour permettre de voir le fond, et dans lesquelles se rencontrent des conditions favorables à l'étranglement, la compression, etc.

Les premières peuvent être appelées plaies *larges*, les deuxièmes plaies *petites*.

Une plaie du cou intéressant le larynx, pourra comprendre dans la section des parties molles quelques-uns des organes faisant partie de cette région. L'instrument blessera ou sectionnera, suivant l'étendue de la plaie, quelques-uns ou plusieurs des vaisseaux, artères et veines, et des nerfs situés en cette rongié.

Dans les suicides, l'artère carotide est rarement atteinte, bien que l'on possède plusieurs observations de plaies du cou de dimensions considérables, avec section des deux muscles sterno-mastoïdiens. Cela tient probablement à ce que cette artère étant entourée d'une grande quantité de tissu cellulaire très lâche, fuit sous le couteau. On possède cependant quelques observations où cette lésion est indiquée, mais il s'agit, alors le plus souvent, de tentatives d'homicide, ou de luttes corps à corps avec des armes telles que sabres, couteaux, épées, etc.

Lorsque cette artère est blessée, la mort arrive avec une telle rapidité que, à moins d'être là au moment de l'accident pour lier l'artère, le blessé succombe en quelques instants et tout secours sera inutile.

Les autres artères de cette région souvent coupées, et inévitablement, si la section est assez étendue, sont les thyroïdiennes, supérieure et inférieure. Leur blessure donne rarement lieu à des hémorrhagies sérieuses, à moins qu'il n'existe des anomalies artérielles.

La section des veines est si fréquente qu'on peut dire qu'elle est presque de règle. Il est difficile, en effet, à une plaie, à moins d'être extrêmement petite, de ne pas intéresser quelques-unes des veines du plexus veineux si riche en cette région.

Parmi celles dont la section peut présenter certains dangers, il faut citer la jugulaire antérieure superficielle et les jugulaires externes.

Les nerfs sont rarement atteints, si ce n'est quelques petits rameaux se rendant les uns à la peau et les autres aux muscles sous-hyoïdiens.

La section du laryngo supérieur n'est relatée qu'une seule fois dans une observation de Larrey.

Les nerfs récurrents doivent à leur situation d'être rarement lésés; cette lésion des récurrents ne pourra se rencontrer que dans les plaies très étendues et très profondes.

Il faut mentionder encore parmi les organes qui peuvent être blessés le corps thyroïde.

Symptômes. — La division des plaies du larynx en larges et petites, nous permet de tracer les symptômes qui sont propres à chacune d'elle, et les caractères qui, au point de vue clinique, établissent une si grande différence dans leur processus pathologique.

Nous terminerons ce chapitre par l'exposé des symptômes fonctionnels variables que présentent ces plaies larges ou petites et qui portent principalement sur la voix ou la respiration.

Plaies larges. — Dans cette variété de plaies l'écartement est généralement considérable et augmenté par le renversement de la tête en arrière. Cet écartement prend des proportions énormes lorsque la plaie siège entre le cartilage thyroïde et l'os hyoïde. Il est produit par la rétraction musculaire. Les bords de la plaie sont portés le supérieur en haut et en devant par les muscles qui s'attachent à la mâchoire, l'inférieur est porté en bas et en arrière par les muscles sterno et omoplato-hyoïdiens.

Lorsque le larynx est complètement coupé en travers, les deux extrémités du conduit peuvent se trouver distantes l'une de l'autre de plusieurs travers de doigts; un espace triangulaire assez large sépare alors les deux lèvres de la plaie. Lorsqu'une plaie présente une profondeur aussi considérable, on aperçoit au fond, surtout si l'on fait étendre la tête du blessé, soit le pharynx, l'œsophage sain du blessé, soit même les muscles prévertébraux du cou.

Mais il est rare qu'elle ait une profondeur aussi considérable; souvent la douleur arrête la main qui conduit l'instrument, et alors la peau et les muscles superficiels présentent seuls une plaie d'une grande étendue, le larynx étant peu ou point intéressé. C'est ce qui se produisit pour le malade que j'ai eu l'occasion de voir le mois dernier dans le service de M. Desprès.

Ce malade, dans un accès de délire furieux, s'était fait avec un rasoir une plaie des parties molfes du cou n'intéressant le larynx que sur une petite étendue.

Voici l'observation de ce malade que M. Rousseau, interne de service, a eu l'extrême obligeance de me communiquer :

Observation I. — Plaie du larynx. — Mort. Observation recueillie par G. Rousseau, interne de service.

Le nommé Jan Kouski Joseph, âgé de 68 ans, conducteur des ponts et chaussées, malade depuis longtemps, sombre et morose à la suite de chagrins de famille, — sort brusquement de chez lui le 24 juillet dernier au soir, est rencontré sur cinq boulevards extérieurs par cinq agents; il proférait des paroles inconhérentes tenait à la main un rasoir.

A l'approche des agents se porte vivement à la partie antérieure du cou, de la main droite, un coup de rasoir.

Conduit immédiatement à l'hôpital, il cherche à agrandir sa plaie en tirant vivement en bas le lambeau inférieur.

Pansement humide, eau et alcool.

25 juillet. Le malade paraît n'avoir qu'imparfaitement conscience de son état.

Il porte sur la partie latérale gauche du cou une vaste plaie dépassent la ligne médiane.

La plaie cutanée a 8 centimètres de long, les bords très écartés laissent voir le larynx s'élevant à chaque mouvement de déglutition. L'appareil laryngé est atteint, le malade peut parler, mais l'air sort par la plaie.

La plaie profonde intéresse la membrane thyro-hyoïdienne à gauche, il existe une ouverture laissant passer le petit doigt, une mince lame de cartilage a été enlevée au bord supérieur du thyroïde. Le rasoir s'est arrêté sur l'angle du thyroïde.

Pas de vaisseaux importants lésés, l'hémorrhagie a été peu abondante et s'est arrêtée facilement; pas d'emphysème du cou.

On réunit par le point de suture métallique les parties extérieures de la plaie en laissant ouverte la partie qui répond au larynx.

Pansement à plat avec eau alcoolisée.

Le malade est prostré, il dit à peine quelques mots.

Temp. m. *rectum*, 38°,6, soir, 38°,8.

26 juillet. — Le malade est dans le même état que la veille, il respire assez facilement.

Temp. m., 38°,8.

Temp. soir, 40°, petits frissons.

27 juillet. — Fièvre vive, peau sèche, petits frissons, langue rayée et desséchée; le malade est plus agité, ronchus trachéaux, diarrhée le soir

Temp. m, 39°,8. — Temp. soir, 39°,6.

28 juillet. — Prostation de plus en plus grande, sueurs froides, diarrhée, délire persistant, pouls filiforme, ronchus trachéaux très abondants, même pansement. Café, potion avec 50 gr. d'alcool et 2 gr. extrait quinquina.

Temp. m., 39°,4. — Soir, 39°,2.

29 juillet. — Le malade est mort la nuit.

L'autopsie n'a pu être faite.

L'écartement des bords d'une plaie de la trachée est signalé dans toutes les observations comme étant très considérable, surtout si celle-ci a été entièrement coupée; l'on est alors obligé d'avoirs recours à des instruments pour maintenir le bout inférieur de la trachée et l'empêcher de se dérober derrière le sternum.

Dans les plaies longitudinales et même dans les petites plaies obliques, les bords ont peu de tendance à s'écarter, comme on peut s'en rendre compte dans les plaies longitudinales, suite d'opérations chirurgicales. La plaie, dans ce cas, présente la forme d'une boutonnière.

Les plaies du larynx sont presque toujours accompagnées d'hémorrhagies, ce qui se conçoit facilement, si l'on veut bien se rappeler que cette région est très riche en vaisseaux, artères et veines. Mais ces hémorrhagies, souvent très abondantes, sont rarement dangereuses, à moins d'anomalies artérielles ou de blessure des gros vaisseaux du cou dont la lésion entraîne fatalement et très rapidement la mort.

Cependant les hémorrhagies peuvent devenir sérieuses et inquiétantes, lorsque le sang au lieu de s'écouler à l'extérieur s'introduit dans les voies aériennes. Cet accident peut devenir mortel si l'on n'y remédie promptement.

Tous les auteurs signalent dans leurs observationns l'abondance et la fréquence de cet écoulement sanguin par une de ces expressions : Le blessé était baigné dans son sang, couché dans une mare de sang, il était inondé de sang.

Cette hémorrhagie peut être assez abondante pour amener la syncope. Des blessés offrant une plaie du cou avec section d'une artère importante ont pu être secourus à temps grâce à cette heureuse circonstance.

L'entrée et la sortie de l'air par la plaie dans les mouvements de la respiration est un phénomène caractéristique des petites plaies, tous les auteurs en parlent, certains avec insistance en indiquant complaisamment à quelle distance les blessés pouvaient souffler une chandelle allumée.

Lorsque la plaie n'intéresse qu'une portion du larynx, la respiration a lieu presque complètement par l'ouverture qui vient d'être faite, la portion supérieure des voies respirai toires ne fonctionne presque plus. Si le larynx est sectionné dans sa totalité, la respiration ne s'effectue plus que par le bout inférieur. Si la section portait au dessus des cordes vocales, la respiration quoique génée s'accomplirait d'une façon normale.

Etudions ce qui se passe au niveau des bords de la solution de continuité pendant l'inspiretion et l'expiration suivant sa direction et son siège.

Si la plaie est petite et récente, l'air sort en éclaboussant le sang des lèvres de la plaie et en produisant une écume sanguinolente, mais l'écartement des bords de la plaie, comme je l'ai déjà dit, n'est pas très considérable.

Pendant l'inspiration, l'air pénètre dans les voies aériennes avec un bruit de sifflement caractéristique.

Si la plaie présente une assez grande étendue, et qu'elle soit longitudinale, les choses se passeront à peu près de même, si ce n'est que pendant l'inspiration, les lèvres de la plaie pressées par l'air qui entre, auront de la tendance à se rapprocher et à rétrécir l'ouverture accidentelle.

Enfin quand la section comprend tout le calibre du larynx on voit s'effectuer dans le fragment inférieur des mouvements alternatifs d'abaissement et d'élévation. Le fragment inférieur semble à chaque inspiration disparaître dans l'intérieur du cou. Ce phénomème est très netttement indiqué dans une observation de M. Richet.

Voix.

De même que l'entrée et la sortie de l'air par la plaie, l'altération de la voix est un phénomène très commun des blessures du larynx. La voix en effet présentera des modifications très variables suivant le siège de la plaie. Si celle-ci est située au dessous des cordes vocales, la voix ne sera pas altérée. C'est du moins ce qui ressort de plusieurs observations. Hévin et Jarjavay rapportent deux observations de telles plaies du larynx avec conservation de la voix. Deux autres cas observés un dans le service de M. Panas, à Saint-Antoine, l'autre dans le service de M. Cusco, à Lariboisière, viennent apporter leur appui à cette manière de voir. Dans les grandes solutions de continuité siègeant au-dessous des cordes vocales, la respiration ne s'effectuant plus par la partie supérieure de l'organe, la voix est presque complètement perdue. Cependant les auteurs, parmi lesquels Ambroise Paré le premier, signalent la possibilité de rendre la voix aux blessés en rapprochant les lèvres de la plaie. Ce grand chirurgien avait l'habitude pour obtenir ce résultat : de placer des points de suture sur la plaie comme l'atteste l'observation relative à un Anglais où il dit : « Et fut le meurtrié « reconnu pour avoir recousu la plaie du dit patient, l'ayant « fait parler. » T. 2, p. 93.

J'ai déjà dit que les recurrents étaient rarement intéressés et les quelques cas dans lesquels la lésion de ces nerfs a été signalé ne suffisent pas pour décider si la perte de la voix est due à cette cause plus tôt qu'à la blessure du larynx, d'autant plus que presque toujours un seul avait été coupé. La Motte rapporte une observation dans laquelle un recurrent avait été coupé. Le blessé néanmoins articulait bien les paroles, mais il fallait pour l'entendre approcher l'oreille tout près de la bouche. Cette observation, comme le fait remarquer M. Hortaloup, n'est nullement probante.

Si ces deux nerfs étaient compris dans la solution de continuité comme cela peut arriver dans les très larges plaies, il est certain que cet accident suffirait à lui seul pour produire la perte de la voix. C'est une expérience qui a été faite assez souvent sur les animaux dans les laboratoires pour que l'on puisse répondre affirmativement.

De la déglutition dans les plaies du larynx

Dans ces plaies la déglutition est gênée par la douleur qu'occasionnent les mouvements du pharynx, l'on sait qu'à chaque mouvement de déglutition le pharynx est successivement élevé et abaissé, cette circonstance, outre qu'elle provoquera de la douleur apportera un obstacle à la cicatrisation de la plaie.

Lorsque la plaie siège sur la membrane thyro-hyoïdienne les liquides passent difficilement dans le pharynx, tombent en partie dans le larynx et causent une toux convulsive. De la suffocation, issue des aliments par la plaie. Hors ce cas il est extrêmement rare, quelque soit l'endroit où le larynx est blessé, que la plaie pénètre dans le pharynx et, par conséquent, qu'elle donne passage aux boissons et que celles-ci tombent dans le larynx.

Plaies petites.

Nous avons vu que dans les larges plaies l'air respiré trouve une issue facile à l'extérieur, mais il n'en est plus de même lorsque la plaie est étroite. Les tissus revenus sur eux-même, s'opposent à son passage. Aussi ces plaies sont souvent compliquées d'emphysème. Celui-ci est le symptôme le plus caractéristique de ces plaies; cette complication arrive d'autant plus facilement que le tissu cellulaire est très abondant et très lâche dans cette région et que les mouvements qu'exécute le larynx dans la respiration et dans la déglutition empêchent l'ouverture des parties molles de correspondre avec celle de cet organe. Ce défaut de parallélisme entre la plaie extérieure et celle du larynx est cause que l'air ne peut plus s'échapper librement à l'extérieur et s'infiltre dans le tissu cellulaire du cou, et de proche en proche, dans celui des autres parties. Tout le monde connaît l'observation d'Ambroise Paré où il rapporte qu'un homme fut blessé à la gorge d'un coup d'épée qui lui coupa la trachée artère et l'une des veines jugulaires. La plaie extérieure fut malencontreusement réunie par la souture, et bientôt après il survint un emphyème qui gagna tout le corps; en sorte, dit Ambroise Paré, qu'il était « comme un mouton qu'on a soufflé pour l'escorché, ne pouvant aucunement parler, la face estait tellement enflée qu'on ne voyait apparence de nez ny des yeux. »

J'ai déjà eu l'occasion de dire que les petites plaies du larynx donnaient rarement lieu à un écoulement de sang, lorsque cet accident a lieu, l'hémorrhagie qui en résulte est plus ou moins fâcheuse, selon la grosseur, la situation de 'artère ouverte et l'étendue de l'ouverture. Dans la majorité des cas, le sang qui s'écoule, se trouve arrêté dans les parties molles; les mêmes causes qui empêchent l'issu de l'air à l'extérieur, mettent obstacle à l'écoulement du sang au dehors, il en résulte des infiltrations sanguines. qui, en même temps que l'emphisème peuvent contribuer à produire l'asphyxie, en comprimant les voies aériennes.

La blessure, les nerfs situés dans cette région, ne présente aucune particularité importante à signaler.

Voix. — Dans des plaies étroites, la voix ne subit pas d'altérations bien prononcées, le plus souveut, les malades peuvent parler au moment où ils viennent d'être frappés.

Ce n'est que plus tard, lorsque les complications sont survenues, que la voix pourra être plus ou moins modifiée.

Marche. — Les plaies du larynx sont exposées à des complications nombreuses et plus ou moins graves suivant l'étendue de la solution de continuité des parties molles. Ces complications donnent lieu dans les petites plaies à des accidents souvent plus nombreux et plus formidables que dans les larges plaies.

Plaies larges. — Vers le 2e ou 3e jour survient un gonflement inflammatoire violent quelquefois, d'autres fois modéré et la suppuration commence à apparaître. « Il est rare, dit M. Horteloup que cette inflammation soit de très bonne nature Dans un bon nombre d'observations on signale une teinte blafarde et surtout un aspect gangreneux très caractéristique. » Il est probable que cette gangrène tient beaucoup à la manière dont a été faite la plaie. Si l'instrument n'a pas porté franchement, et surtout s'il a scié plutôt que coupé, les tissus auront plus de tendance à se mortifier. Dans l'observation de Martin, il est dit que la plaie exhalait une odeur cadavéreuse, que les chairs étaient blafardes et mortifiées.

Si la plaie s'enflamme, le pus peut fuser dans diverses directions, accident qu'on rencontrera, surtout lorsque la plaie aura été faite avec un instrument mal tranchant qui aura divisé les chairs en les mâchonnant; le même accident peut se produire lorsque le sang se sera infiltré dans les mailles du tissu cellulaire. Le pus, en suivant la direction du sterno-mastoïdien, pourra parvenir jusque dans le médiatin anteritus, et cette grave complication entraînera presque toujours la mort. En dehors de ces graves complications, heureusement rares, on pourra voir survenir des abcès des fusées purulentes qui retardent beaucoup la guérison.

L'engorgement inflammatoire de la plaie peut être porté assez loin pour gêner considérablement la respiration en diminuant forcément le calibre du larynx.

Cet accident peut suffire pour amener une issue fatale. L'observation suivante, de Pelletan, intitulée : « Plaie transversale du cou, mortelle par l'inflammation de la membrane interne du larynx en est un exemple. »

Observation I. Le 28 novembre 1808, on amena à l'Hôtel-Dieu, Isidor Bardoux, 28 ans. Il s'était fait une plaie transversale à la partie antérieure du cou avec un rasoir.

L'instrument avait rencontré la membrane qui joint le cartilage thyroïde à la portion annulaire du cricoïde.

Le malade avait perdu beaucoup de sang et son pouls était faible Je me contentai donc d'appliquer un appareil propre à rapprocher les deux bords de la division.

Le malade fut assez bien pendant deux jours, à cela près d'une grande difficulté à avaler, les boissons, s'engageant très aisément dans le larynx par l'irrégularité du mouvement de déglusition.

Bientôt la respiration devint difficile et douloureuse ; je fus contraint d'ôter l'appareil et de laisser le malade respirer par la plaie qui était fort large. L'inflammation continua, mais l'état du pouls annonçait qu'elle n'était que locale ; cependant le malade ne pouvait rien avaler, et la respiration devenant de plus en plus douloureuse, la mort arriva le 3 décembre, 6e jours de la blessure. L'examen des parties fit voir une inflammation avec erosion gangréneuse à la membrane interne du larynx et surtout aux ligaments appelés cordes vocales et à l'épiglotte. Le reste du canal était parfaitement sain.

Les petites plaies donnent lieu à des accidents encore plus graves et plus nombreux, certaines de ces complications constituent pour elles des symptômes, tant on les y rencontre fréquemment; sous ce rapport les plaies par armes à feu se rapprochent des plaies étroites.

La cicatrisation de petites plaies a lieu par un processus analogue à celui des plaies larges : des bourgeons charnus apparaissent sur les lèvres de la plaie, et la cicatrisation se fait dans très peu de temps par seconde intention ; mais il n'en est malheureusement pas souvent ainsi, vers le 2me où le 3me jour arrive un gonflement inflammatoire qui présente au moins autant de gravité que celui que nous avons vu survenir dans les plaies larges, cette inflammation s'étend très-fréquemment du larynx à la trachée et se propage aux bronches et aux poumous, déterminant une broncho-pneumonie mortelle. C'est ici surtout qu'on pourra observer les phlegmons diffus du cou, avec fusées purulentes, la gangrène du tissu cellulaire.

Ce gonflement inflammatoire peut devenir assez considérable pour mettre le malade en danger de suffoquer. Habicot en cite deux exemples, en voici un :

Observation II. — Une servante nommée Catherine, âgée de 25 ans environ, inclinée pour ouvrir une basse porte à son maître poursuivi par des assasins reçut d'une arme à feu un coup de balle qui lui traversa le larynx et spécialement toute la partie gauche du cartilage hyroïde; le corps étranger passa du côté opposé où il resta sous la peau du dos, après avoir brisé l'angle inférieur de l'omoplate droite. Les secours qu'on cru convenables furent administrés suivant l'exigence du cas. Il survint à la gorge une telle tumeur inflammatoire que la malade eût étouffé sans un tuyau de plomb introduit en la trachée-artère pour faire voie à la respiration.

L'auteur ajoute que cette canule y demeura environ des semaines, tant que durèrent l'inflammation et la supuration. Le succès couronna les soins de l'habile chirurgien.

L'iuflammation peut être due à la présence d'un morceau de cartilage en voie de mortification, un corps étranger reste dans la plaie.

TERMINAISONS

Les plaies du larynx peuvent se terminer par la mort, la guérison, l'infirmité.

1° La mort arrive à des périodes différentes : 1° dans les premiers moments qui suivent l'accident : par hémorrhagie foudroyante lorsqu'une artère volumineuse de cette région a été coupée; par asphyxie tenant à une des causes déjà signalées; 2° pendant la période inflammatoire, la mort pourra être due à la fièvre traumatique (Dieffenbach), au gonflement inflammatoire ou à une des nombreuses complications que nous avons étudiées.

Souvent la perspective d'une heureuse guérison est détruite par des accidents mortels qui se développent tardivement au milieu du travail de cicatrisation. En voici un exemple.

Observation III. — L. Borchard, homme fort, âgé d'une trentaine d'années, se fit, en prison avec un couteau bien tranchant une plaie très étendue du cou, l'incision située entre le larynx et l'os hyoïde s'étendait du muscle sterno-mastoïdien d'un côté à celui du côté opposé, presque tous les parties situées entre ces muscles étaient divisées jusqu'à la paroi postérieure du gosier. De sorte qu'on pouvait explorer les deux bouts de la trachée et de l'œsophage divisé. Les deux carotides étaient exposées à la vue pendant qu'on l'apportait à la Charité. Le malade perdait une quantité considérable de sang. Il était presque épuisé et à moitié privé de l'usage de ses sens. Lorsqu'on entreprit avec succès de réunir cette épouvantable plaie, ensuite on appliqua un appareil contentif de la tête. « Boisson mucilagineuse, fomentations froides sur le cou; saignée locale et générale pour combattre l'inflammation consécutive. » Le quatrième jour et les deux suivants les fils furent enlevés, la plus grande partie de la plaie était cicatrisée. Il ne restait plus qu'une plaie de la largeur d'un pois qui communiquait avec le larynx, les bords de cette ouverture, qui suppuraient, se recouvraient de bourgeons charnus. Tout sembait promettre une heureuse terminaison; le malade pouvait prendre quelques aliments de la consistance de la bouillié, les liquides eux-mêmes ne passaient plus par la plaie, lorsqu'il s'établit deux points de suppuration, tout près de celle-ci, de chaque côté de la trachée. Une partie de ce pus séreux s'écoulait continuellement dans la trachée et dans les bronches et était expectorée avec effort. Malgré les incisions convenables, le pus s'infiltra en arrière entre les muscles du cou et entraîna la destruction du tissu cellulaire. Le traitement le plus attentif n'empêcha point les forces du malade de diminuer rapidement, et il fut emporté par des accès plusieurs fois répétés dans le même jour, de fièvre intermitente pernicieuse. La plaie avait été faite le 23 mars, la mort arriva le 19 avril.

Autopsie. — La plaie était presque entièrement cicatrisée. L'œsophage n'avait plus qu'une ouverture de la largeur d'une lentille, et située à droite; celle de la trachée, de la largeur d'une petite fève, était située en avant. La cicatrice était presque entièrement saine, la membrane muqueuse aux environs n'offrait aucune altération. Le tissu cellulaire, situé entre les muscles du cou et auprès de la trachée était de couleur gris cendre et infiltré. Le poumon gauche était friable, gorgé de sang; à sa partie inférieure et postérieure existait une vomique de la grosseur d'une noix. Le poumon droit et le cœur étaient sains, mais décolorés et vides de sang. Dans l'abdomen on trouva la tunique muqueuse de l'estomac rouge, l'épiploon était en plusieurs endroits épaissi, induré, et passait ça et là à l'état de la suppuration ; il se trouvait uni soit avec les intestins, soit avec d'autres viscères par des fausses membranes très solides.

Guérison. — La guérison s'obtient dans ces plaies par le même mécanisme que dans les autres plaies. Le travail de cicatrisation se fait par le développement de bourgeons charnus qui vont à la rencontre les uns les autres et diminuent de plus en plus l'étendue de la plaie.

La cicatrisation progresse principalement de dehors en de dans en attirant souvent la peau vers les parties profondes.

Infirmités. — Souvent la guérison n'est obtenue que par la production d'un fistule ; de plus, il survient dans certains cas un rétrécissement du calibre du larynx qui peut aller jusqu'à l'atrésie.

Les fistules du larynx se produisent surtout dans les larges plaies du cou, lorsque le larynx a été divisé en deux parties. La cicatrisation amène la formation de fistules par le procédé suivant : la peau de la lèvre supérieure de la plaie est attirée en bas, au-dessous de la partie saillante du segment supérieur du tube aérien et vient s'unir intimement à la muqueuse respiratoire, dans le bout inférieur ou trachéal, la présence de la canule empêche la rétraction de la peau vers la muqueuse. La fistule prend alors l'aspect d'une fente tranversale dont la lèvre supérieure, retroussée en dedans, est cutanée, et dont la lèvre inférieure, recouverte de bourgeons charnus, communique par un canal plus ou moins long avec la trachée.

Un trouble dans le travail de cicatrisation pourra donner lieu à une fistule, mais celle-ci se fermera facilement sous l'influence d'un traitement bien dirigé.

Les fistules du larynx sont quelquefois créées par le chirurgien dans le but de permettre l'accès de l'air dans les poumons lorsque le conduit aérien est notablement rétréci. A la suite des plaies du larynx, on peut observer les rétrécissements de cet organe. Cela tient-il à cette loi générale, qu'un organe creux qui est resté inactif pendant longtemps subit un retrait? Cela n'est pas douteux, mais il est impossible qu'un organe tel que le larynx se rétrécisse à un tel point que la respiration ne peut plus se faire.

Le rétrécissement complet ou l'atrésie du larynx dû à une cicatrisation vicieuse peut se rencontrer dans les plaies qui ont été accompagnées de grands délabrements. Ce mécanisme est très bien indiqué dans Follin : « Lorsque le larynx et le pharynx ont été tous les deux sectionnés transversalement, il peut arriver que la peau de la lèvre supérieure s'unisse, non avec la muqueuse aérienne, mais avec la muqueuse du pharynx. Il en résulte, comme dans le cas de Reynaud (de Toulon), une cloison dirigée obliquement de haut en bas qui obstrue complètement le larynx. Cette cloison est formée dans ses deux tiers antérieurs par les téguments, et dans son tiers postérieur par la face antérieure du pharynx qui est venue pour ainsi dire à leur rencontre. »

Diagnostic. — Il suffit de regarder pour reconnaître une plaie du larynx.

Lorsque la plaie est petite, elle ne permet pas de juger de l'étendue des lésions profondes qui peuvent exister, comme dans l'observation rapportée par Dieffenbach où il est dit:

« Qu'un individu s'était enfoncé un canif dans le larynx en faisant exécuter de rapides mouvements à la pointe de ce canif, et par ce mécanisme le larynx avait été divisé en 6 ou 7 portions sans que la lésion de la peau put faire soupçonner ces blessures.

Le chirurgien ne devra pas se contenter de constater la plaie, il s'attachera surtout par un examen attentif à en reconnaître les complications.

Pronostic. — Une plaie du larynx est-elle grave ? Evidemment oui, puisque la mort peut arriver par cette seule lésion, en dehors de toute complication, comme le prouve l'exemple suivant :

Observation. IV. — Frédérié Raddach, tisserand, fut traité à la Charité pour une carie du bord supérieur et antérieur de l'un des os iliaques. Peu de temps après sa sortie de l'hôpital, il y fut rapporté pour une plaie du cou. Dégoûté de la vie, il s'était fait avec un couteau ordinaire, une incision longue de plusieurs pouces, qui pénétrait profondément entre le larynx et l'os hyoïde, aussitôt après que la blessure avait été faite, un chirurgien en avait réuni les bords à l'aide de la suture. Les fils furent ôtés; on enleva beaucoup de sang caillé qui se trouvait entre la peau et le larynx. Le malade était presque sans pouls, la peau était couverte d'une sueur froide, les pupilles dilatées, la respiration courte, rare et pénible. La mort arriva une demi-heure après l'entrée du malade.

Si une plaie simple peut devenir mortelle, une plaie qui sera compliquée de quelques-uns des accidents que nous avons signalés ne laissera pas que d'être sérieuse. Cependant s'il ne survient pas d'accidents les plaies du larynx ne sont pas très graves. Les complications créent tout le danger de la maladie, et nous avons vu que malheureusement elles manqnent rarement.

Il est bien évident que le danger est accru soit par la complication de plaies simultanées dans d'autres régions, soit par le développement rapide d'une affection interne aigue, soit enfin par la coexistence d'une des diathèses, scrofuleuses, tuberculeuses, etc....

On doit considérer les plaies larges comme moins dangereuses que les plaies petites et. d'après Horteloup, les premières présenteraient une mortalité de 23,8 pour 100, tandis que celle-ci, serait pour les secondes de 52,3 pour 100; plaies du larynx et de la trachée réunies.

D'après Follin : « les pronostics des plaies du conduit laryngotrachéal par armes à feu se rapproche par sa gravité de celui des plaies petites, car la statistique de l'histoire de la guerre de la sécession donne 35 morts sur 82 blessures par armes à feu dans lesquelles le larynx ou la trachée a été atteint. Sur ce nombre de 82 on compte en outre des 35 morts, 11 blessés dont le sort est inconnu et 23 réformés probablement pour l'une des infirmités consécutives à ces plaies dont nous avons parlé : aphonie, altérations de la voix, fistules, rétrécissements, etc...

J'ai déjà dit que pour les ouvertures pratiquées sur le larynx dans un but thérapeutique on ne peut se baser pour établir le pronoctic des plaies du larynx, sur ces statistiques de laryngotomie en bloc. Il suffit de jeter un coup d'œil sur les statistiques, pour s'assurer que celles-ci sont et doivent être moins graves. Si l'on prend les chiffres donnés par M. le Dr Planchon, sur 29 opérations de la laryngotomie thyroïdienne et crico-thyroïdienne il n'y a eu que 2 cas de mort, c'est-à-dire 6 à peu près pour 100, et encore un seul doit être imputé à l'opération elle-même. Ces résultats sembleraient même démontrer que c'est à tort que l'opération de la laryngotomie a été regardé comme plus grave que celle de la trachéotomie.

Les plaies du larynx, selon Horteloup, seraient chez les vieillards plus graves que chez les jeunes gens.

D'après le siège de la blessure, les plaies intéressant la membrane thyro-hyoïdienne sembleraient plus graves que celles portant sur tout autre partie du larynx. Les deux malades que j'ai vu succomber à l'hôpital Cochin présentaient tous les deux une section de cette membrane.

CONSÉQUENCES.

Les plaies du larynx, une fois guéries, peuvent laisser à leur suite des infirmités gênantes et souvent incurables, telles que la formation d'une fistule, d'un rétrécissement d'où pourront résulter des troubles dans la respiration et dans la voix.

Les troubles de la respiration sont difficiles à prouver par l'étude des observations.

Il semblerait que les blessures chirurgicales dussent renseigner à cet égard, mais ces troubles de la respiration, s'ils existent, tiennent probablement plus aux suites de la maladie qui a nécessité l'opération qu'à la plaie elle-même.

La voix peut présenter des altérations qui peuvent varier depuis un léger affaiblissement jusqu'à l'aphonie complète. Les plaies chirurgicales peuvent fournir des renseignements sur l'état de la voix à la suite de l'opération de la laryngotomie bien que les altérations qu'on observe soient très souvent la conséquence de la maladie antérieure.

M. Planchon, dans sa thèse cite vingt-sept observations de laryngotomie thyroïdienne dans lesquelles l'état de la voix est nettement indiqué; dans ces vingt-sept observations on trouve :

Deux cas dans lesquels l'air n'a plus traversé le larynx; quatre cas dans lesquels il a fallu recourir à une canule à double courant et vingt-un cas où la respiration est revenue complètement normale par rapport à la voix. Ces vingt-sept observations se divisent ainsi :

Deux cas où le malade perdit complètement la voix.

Huit cas dans lesquels la phonation n'est pas revenue, les malades ne pouvant plus parler qu'à voix basse.

Six cas dans lesquels la phonation a été conservée après avoir subi des modifications : voix avec raucitée, voix avec un peu d'enrouement, voix voilée, voix claire avec un peu de raucitée pour l'âge de la malade, voix avec ton plus grave, voix non normale mais suffisamment forte.

Enfin onze cas où la phonation a repris son intégrité la plus absolue.

Si ces chiffres prouvent bien nettement, comme le fait remarquer M. Horteloup, que la section du larynx, n'est pas aussi grave qu'on l'avait admis, si on ne tient compte que des conséquences qui peuvent en résulter pour les fonctions de cet organe; il n'en est malheureusement plus de même lorsqu'on compare leur gravité avec celle des plaies accidentelles.

Sans rejeter les enseignements que peuvent fournir les plaies chirurgicales pour l'interprétation des troubles fonctionnels résultant d'une plaie du larynx, je pense qu'au point de vue de la gravité, elles se différencient complètement des plaies accidentelles; la statistique et l'expérience clinique sont là pour l'attester, en effet, quelle comparaison établir entre une plaie faite par une main habile qui sait où elle va, cherchant avec soin les parties qu'elle doit inciser, ne coupant que ce qu'elle doit couper, évitant au contraire tout ce qui pourrait être dangereux à blesser; et une autre plaie faite par une main aveugle, coupant au hasard du couteau, souvent avec la rage et l'acharnement dont font preuve ceux qui pratiquent envers eux-mêmes ou envers autrui ces sortes de plaies, il y a entre l'une et l'autre, si on veut me passer cette expression, toute la différence de la folie à la sagesse ou de la vue à la cécité.

J'ai déjà dit que l'aphonie pouvait être due à la section des recurrents; mais il est rare que ces nerfs soient coupés tous les deux à la fois : si un des recurrents était coupé il se produirait probablement une altération de la voix plus ou moins grande, souvent la voix est à peine modifiée.

Tulpius rapporte l'histoire d'un jeune homme qui guérit sans altération de la voix, mais il n'en est pas toujours ainsi; les auteurs indiquent ces altérations de la voix par ces expressions : voix rauque, voix sourde, voix enrouée, voix fort basse et rauque.

Ces altérations de la voix peuvent disparaître petit à petit et la voix recouvrer progressivement son intégrité.

Habicot cite l'observation de sa malade qui fut deux ans entiers en aphonie, en sorte qu'on ne l'oyait parler, sinon l'oreille contre sa bouche, de manière qu'ayant été mariée et devenue grosse, après son enfantement recouvrit la voix et la parole aussi forte qu'auparavant.

L'existence d'une fistule laryngée produit chez ceux qui en

sont porteurs, de grands troubles dans l'acte de la respiration Ces troubles varient selon l'étendue, la forme et la situation de l'ouverture fistuleuse. Si celle-ci est petite, la respiration s'accomplit librement bien qu'une partie de l'air sorte et rentre par la fistule dans les mouvements respiratoires.

La parole est possible dès que le malade oblibère avec son doigt ou tout autre corps l'orifice de la fistule, témoin le soldat qu'eût l'occasion de voir Van Svieten « qui, demandant l'aumône, faisait voir une large ouverture qu'il avait à la trachée-artère, et qu'il avait coutume de couvrir d'une éponge, alors il pouvait parler facilement; mais sitôt qu'il découvrait le trou, il perdait la voix. »

Mais la voix a quelquefois changé de timbre; il y a de l'enrouement et souvent l'intensité de la parole est considérablement diminuée.

L'effort devient plus difficile et souvent presque impossible pour les individus porteurs de fistules laryngées. C'est même cette difficulté d'accomplir tout travail de force qui engagea le malade Roux à se faire opérer.

Rétrécissement. — Si le larynx est rétréci, si la communication du tube aérien est interrompue la parole à haute voix est impossible; mais le malade peut encore se faire comprendre à voix basse, si on approche directement l'oreille près de sa bouche. Dans le cas d'oblitération laryngienne, rapporté par Reynaud, et dont il a déjà été question, le malade parvenait à parler d'une manière compréhensible en chassant par secousse, l'air qu'il avait fait pénétrer, par un mouvement de déglutition, dans le tronçon supérieur de son larynx il est probable que cet air, en battant les parois bruchopharyngiennes, disposées d'une façon spéciale pour chaque syllabe, déterminait les différents sons nécessaires à la prononciation. » (Follin, plaies du cou.)

TRAITEMENT.

Le premier soin d'un praticien appelé pour soigner une plaie du larynx, doit être de laver la plaie et de parer aux accidents qui peuvent exister lorsqu'il est appelé.

Dans le cas d'hémorrhagie, si l'artère blessée est très petite; située peu profondément, on peut espérer d'arrêter le sang par la compression. Mais ce moyen sera insuffisant si l'artère est d'un calibre médiocre, et surtout si elle est d'un volume un peu considérable.

Le seul moyen alors efficace est la ligature de l'artère qu'on découvre par une incision d'une étendue suffisante; c'est encore le seul moyen convenable si l'une des deux carotides était ouverte. On ferait de même la ligature des veines si elles donnaient lieu à un écoulement de sang abondant.

Quant à l'entrée de l'air dans les veines, accident autrefois si redouté des chirurgiens, le praticien sera le plus souvent impuissant à y remédier. Il devra comprimer l'ouverture de la veine, placer le malade dans la position horizontale en employant les moyens les plus propres à ranimer les forces s'il était menacé de syncope.

On sait que cet accident est maintenant beaucoup plus rare, et très peu de chirurgiens de nos jours ont eu l'occasion d'en être témoins. Si les auteurs qui nous ont précédé signalent si souvent cette entrée de l'air dans les plaies des veines, cela doit probablement tenir à des erreurs d'observations.

Amussat, dans son mémoire *sur l'introduction de l'air dans les veines*, est tenté d'attribuer la mort à cet accident dans une des observations de Pelletan.

S'il y a menace d'asphyxie, le traitement à instituer varierait suivant le mode de production de celle-ci.

Résulte-t-elle de l'introduction du sang dans les voies aériennes, il faudrait suivre l'exemple de Roux et Malgaigne qui, en pareil cas, n'ont pas hésité à aspirer, au moyen d'une sonde, le sang tombé dans les voies respiratoires, et les malades ont été sauvés. Tient-elle à un lambeau détaché qui obstrue le calibre, il faut en provoquer la sortie ou le maintenir à l'extérieur par un procédé quelconque.

Il faut bien se garder de pratiquer la suture des parties molles, c'est une méthode déplorable qui est, du reste, abandonnée par tous les chirurgiens de nos jours.

Ambroise Paré pratiquait la suture, mais il ne s'en est pas bien trouvé, puisqu'il perdit deux malades sur trois.

L'exemple donné par ce grand maître fut suivi par une longue génération de chirurgiens. Ce n'est que dans ces derniers temps que cette pratique fut vivement critiquée. Sabatier, Dieffenbach, Laugier se sont élevés avec force contre la suture en l'accusant, avec raison, d'être la cause d'un grand nombre d'accidents.

Voici une observation de Lassus qui peut servir à montrer tout le danger de la ligature.

Observation. — Plaie du larynx entre le thyroïde et le cricoïde, un point de suture aux téguments. Bon état apparent. Au cinquième jour, mort. A l'autopsie, on trouve que la mort dépendait de l'ouverture d'une petite artère dont le sang était tombé dans la trachée et où il s'était coagulé. La cavité de ce canal en était obturée, les caillots avaient pénétré jusque dans les ramifications bronchiques.

Suture du larynx. — Mais si la suture des parties molles doit être absolument rejetée, en est-il de même de la suture du larynx. Cette question n'est pas encore complètement jugée. Certains praticiens prétendent avoir obtenu une guérison plus rapide. Mais cette suture n'est pas toujours possible, comme il arriva pour le malade soigné par Richet, chez lequel la suture de la trachée provoquait la suffocation ; mais je crois que pour le larynx, en raison du calibre plus grand de cet organe, cette contre-indication aurait moins de chance de se produire.

Après avoir été tour à tour en honneur et en discrédit, la suture du larynx semble avoir conquis de nos jours un grand nombre de partisans parmi lesquels on compte Nélaton, Richet, Gosselin.

Dans le cas où l'on se déciderait à faire la suture du larynx, il faut bien se garder de réunir les parties molles dans toute l'étendue de la plaie. Cette manière de faire donnerait lieu aux mêmes accidents que la suture des anciens.

A défaut de la suture, il faut tenir la tête dans un degré de flexion favorable à l'affrontement des bords de la plaie au moyen d'un appareil approprié. On pourra répondre à cette indication au moyen d'un bandage que M. Horteloup conseille d'appliquer de la manière suivante : « A cet effet, on fixe le bonnet avec des circulaires, on applique un bandage de corps avec sous-cuisses, puis deux grandes bandes de plusieurs mètres, venant serrer la tête et passant sous le bandage de corps servent à incliner la tête du côté blessé si la plaie est transversale, du côté opposé si elle est longitudinale.

Dieffenbach reprochait à ce bandage d'être gênant et de ne pouvoir facilement être maintenu pour peu que le malade exécute quelques mouvements.

Pansement. — Tout ceci étant fait, on procède au pansement. On appliquera un pansement à plat avec linge trempé dans eau alcoolisée; il ne sera pas nécessaire de placer par dessus le linge, un gâteau de charpie.

Le traitement antiphlogistique, autrefois tant en faveur parmi les praticiens, est avec raison abandonné de nos jours, et on ne pratiquera plus aux blessés jusqu'à quatre saignées en une nuit, comme le faisaient les anciens. Les mouvements exécutés par le larynx dans l'acte de la déglutition étant nuisibles au travail de cicatrisation, il faut pour nourrir les blessés se servir de la sonde œsophagienne.

Petites plaies. — L'hémorrhagie, l'asphyxie, l'entrée de l'air dans les veines réclament, de la part du praticien, des soins analogues à ceux des grandes plaies ; il n'y a rien de particulier pour les plaies étroites quant au traitement dans ces cas.

Pour la plaie elle-même, le plus sage est de ne rien faire ou se contenter d'appliquer des compresses mouillées, et la plaie guérira rapidement s'il ne surgit aucune complication. Car on le sait, ici la lésion n'est rien; les accidents qui surviennent créent tout le danger.

Lorsque l'emphysème n'est pas trop considérable et n'amène pas de troubles dans la respiration, le mieux est de ne rien faire et d'attendre, cet accident se dissipera de lui-même. S'il continue à faire des progrès on n'hésitera pas à agrandir la plaie.

Si l'emphysème devient considérable et menace d'étouffer le malade, on pratiquera sur divers points du corps des scarifications profondes pour faire sortir l'air. C'est ce que fit Ambroise Paré pour son malade et il guérit.

S'il s'est formé, dans les plaies, petites ou larges, des fusées purulentes, des abcès, on aura recours à desincisions pour évacuer le pus.

Si l'asphyxie était due à toute autre cause que la pénétration du sang dans les voies aériennes, par exemple à une violente inflammation, il ne faudrait pas hésiter à pratiquer la trachéotomie.

Dans les plaies du larynx par armes à feu, on aura quelques chances de prévenir l'engorgement inflammatoire si commun dans ces sortes de plaies, en élargissant dès le début, par de petites incisions, l'ouverture créée par le projectile.

Si un corps étranger, une balle par exemple, était resté dans la plaie, on pourrait essayer de l'extraire, mais en y apportant beaucoup de ménagement.

Les fistules et les rétrécissements étant des accidents éloignés des plaies du larynx, je ne crois pas devoir parler des moyens et des opérations dont se servent les chirurgiens pour y remédier.

CONCLUSIONS.

Les petites plaies du larynx sont très graves, les larges plaies le sont beaucoup moins.

La suture est très nuisible dans les grandes plaies, elle augmente l'irritation, l'inflammation et favorise la production de tous les autres accidents. Le développement des bourgeons charnus suffit à rapprocher les bords de la division.

La réunion de la peau par suture par dessus une plaie du larynx, réunie également par suture est un procédé qui doit être rejeté.

Il est permis d'appliquer la suture à la plaie du larynx, pour qu'on ne réunisse pas les parties molles.

La réunion de la peau par dessus une plaie de la trachée non réunie n'est pas moins à rejeter, parce qu'alors le sang et le pus s'écoulent incessament dans les bronches.

Les plaies siégeant sur la membrane thyro-hyoïdienne sont plus graves que celles portant sur toute autre partie du larynx.

QUESTIONS

SUR LES DIVERSES BRANCHES DES SCIENCES MÉDICALES.

Anatomie et histologie normales. — Du thorax.

Physiologie. — De la persistance de la contractilité musculaire et de la rigidité cadavérique.

Physique. — Mélange des gaz : solution de gaz dans liquides.

Chimie. — De l'antimoine.

Histoire naturelle. — Des produits musqués employés en médecine. Les quinquinas.

Pathologie externe. — Des varices et de leur traitement.

Pathologie interne. — Des complications et des suites de la scarlatine.

Pathologie générale. — De l'hérédité dans les maladies.

Pharmacologie. — Des préparations pharmaceutiques qui ont pour base les chlorures et les iodures de mercure

Thérapeutique. — De l'action vomitive.

Hygiène. — Des bains.

Médecine légale. — Caractères distinctifs des taches de sperme. Accouchements. Des vomissements de la grossesse

Vu *par le Président de la thèse*,
RICHET.

Vu et permis d'imprimer :
Le vice-recteur de l'Académie de Paris.
GRÉARD.

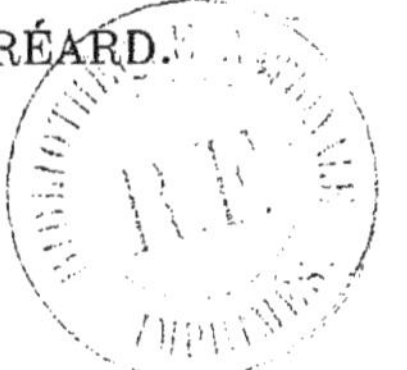

Paris. — Typ. Collombon et Brûlé, r. de l'Abbaye, 22.

www.ingramcontent.com/pod-product-compliance
Ingram Content Group UK Ltd.
Pitfield, Milton Keynes, MK11 3LW, UK
UKHW021123230726
13926UKWH00002B/621